RÉPONSE

AU DOCTEUR A.-F. ANDRIEU

D'AGEN,

PAR P. SELSIS

Docteur De la Faculté De Paris,

SUIVIE

D'UNE INSTRUCTION

POUR

LE TRAITEMENT ALLOPATHIQUE DU CHOLÉRA.

PRIX : 50 CENTIMES.

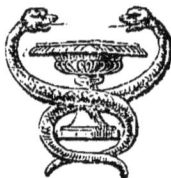

Se vend à Agen :

CHEZ Ach. CHAIROU ET BERTRAND, LIBRAIRES.

IMPRIMERIE DE J.-B. BARRIÈRE.

1854.

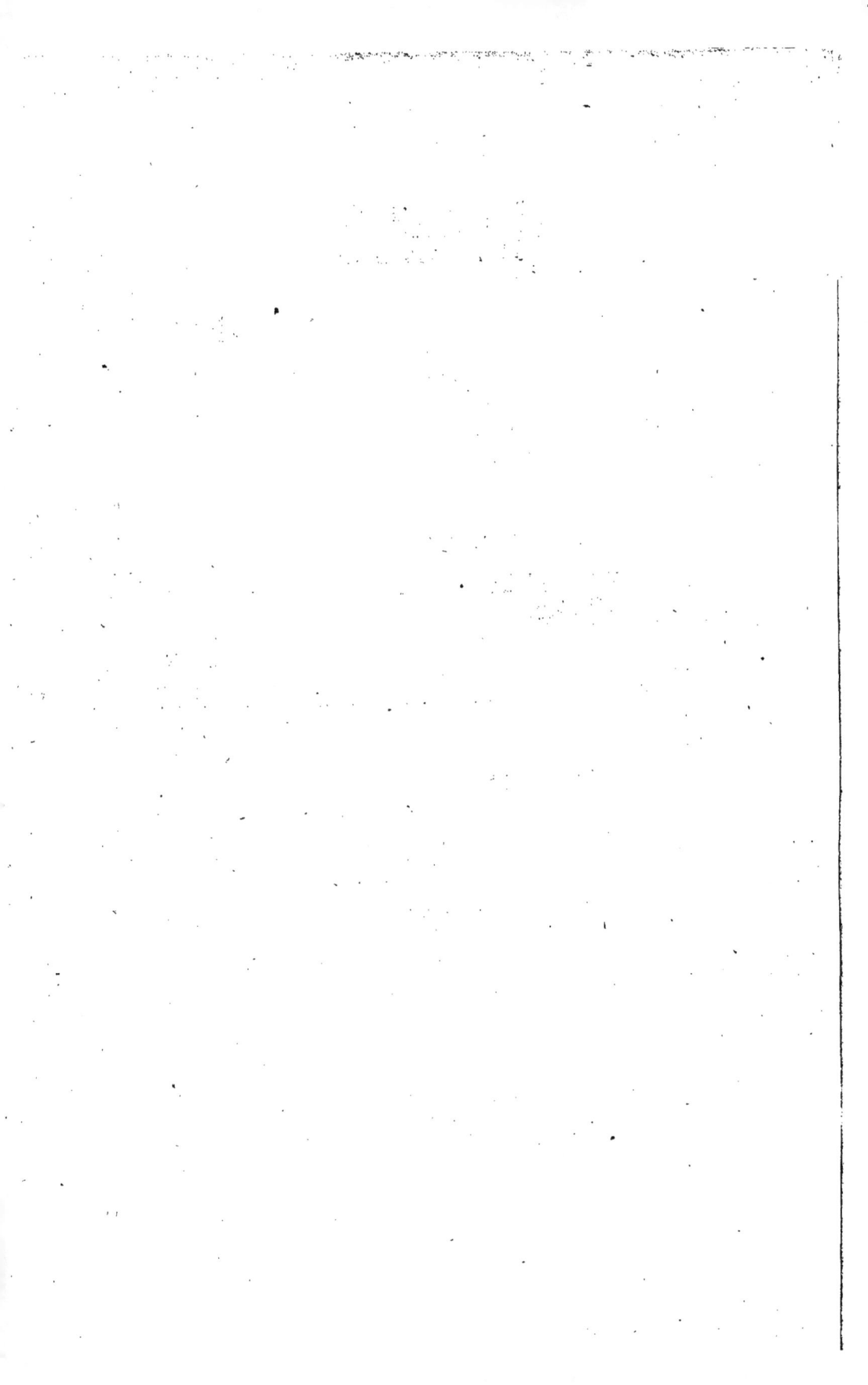

AVANT-PROPOS.

Est-il besoin de dire pourquoi nous écrivons? N'était-il pas dans la pensée de tout le monde qu'une attaque aussi directe à l'Allopathie ne pouvait rester sans réponse, surtout lorsque cette attaque émane d'un homme auquel on a bien voulu laisser prendre la première place?

Peut-être eût-il mieux valu qu'une plume plus exercée et une voix plus connue que la nôtre eussent répondu à ce libelle!

Arrivé d'hier à Agen, il a fallu qu'un devoir impérieux nous forçât la main. Mais nous devions à nos clients, à notre dignité d'homme et de médecin, de réfuter des attaques dont le résultat pourrait être déplorable.

D'ailleurs nous ne sommes pas de ceux qui, à un soufflet reçu, tendent l'autre joue.

Agen, le 1er Octobre 1854.

> L'Homœopathie est un système qui a
> pour base l'inconnu, pour but l'impos-
> sible, et pour résultat la nullité.
>
> TROUSSEAU.

Une brochure vient de paraître; dans ce petit livre on in-
crimine l'Allopathie, on affirme l'Homœopathie, on affirme
la guérison du Choléra.

Affirmer est chose bien facile, prouver est plus difficile :
et nous connaissons un Médecin auquel on aurait promis
cinq ou six guérisons de malades par lui confiés à l'Homœopathie; on lui aurait promis, en outre, des faits sérieux,
et ces guérisons et ces faits sont vainement attendus tous les
jours. Il est vrai qu'il n'y a de cela que cinq ou six ans et
que quelques-uns de ces malades ne sont en traitement que
depuis dix-huit mois à deux ans.

Mais à défaut d'empressement à satisfaire ce collègue, on
s'est hâté d'aller à Bordeaux débiter ce que les admirateurs
ont qualifié d'*acte d'accusation* contre l'Allopathie.

Aujourd'hui, à propos du Choléra, on renouvelle ces attaques.

L'Homœopathie ne veut pas mourir sans bruit; elle veut
faire de l'esclandre. Hé bien, tant pis pour elle ! Le gant est
jeté, nous le relevons !

A défaut d'une vieille expérience, nous aurons pour nous

soutenir la conviction de faire une bonne action en écrivant ces quelques lignes.

Aux affirmations pédantesques de cette Médecine nébuleuse, nous opposerons le doute philosophique; à la certitude mathématique impossible en Médecine, nous opposerons l'intelligence de l'art, seul guide possible et raisonnable à travers les mille et une formes sous lesquelles les maladies se révèlent au Médecin.

Que le public croie bien qu'il n'y a ici aucune animosité personnelle, mais en face de ce débordement qui entraîne la Médecine et certains Médecins au dernier degré du charlatanisme, nous n'avons pu résister à dire ce que nous pensons, à flétrir ce qui est faux, à rire de ce qui est ridicule.

Et quel moment choisit-on pour jeter ainsi au ban de la Médecine les quatre-vingt-dix-neuf centièmes des Médecins? Le moment juste où tout le monde tremble, le moment où le fléau va sévir peut-être!

A-t-on calculé les craintes, les terreurs dont chaque famille va être atteinte? Si encore le nombre des Médecins homœopathes était aussi considérable que le nôtre, nous les excuserions.

Et c'est au moment où tous les Médecins s'apprêtent à monter sur la brèche, que vous les dénoncez comme ignorants, comme incapables de traiter un seul cas de Choléra!

Vous êtes d'autant plus coupable que vous n'ignorez pas l'influence du moral sur l'Économie, en temps d'épidémie surtout!

Au point de vue humanitaire, c'est une mauvaise action!

Au point de vue scientifique, vous abusez de la crédulité publique. Vous proclamez vrai ce que personne n'a vu, à commencer par vous.

Un homme profondément convaincu aurait apporté son contingent de lumières avec modestie et sincérité. Il serait venu lui aussi au milieu de la désolation générale porter quelques paroles d'encouragement, tout en guérissant ses malades dans les limites de la science.

Il aurait dit : Voyez et expérimentez ! mais qu'aurait dit Hahnemann ?

Libre à vous d'aller loin d'ici déclamer tout ce qu'il vous plaira ! Mais venir au milieu de nous, en face de nos clients, de nos amis, venir nous taxer d'ignorance et d'erreur avec tant d'impudence, c'est ce que nous ne souffrirons pas !

Dans une lettre adressée à M. le docteur Manec, vous avez donné cent ans de vie à l'Allopathie : c'est plus qu'il ne lui en faut pour faire justice de Hahnemann et de ses disciples !

Dans cette même lettre vous menacez des Tribunaux quiconque s'attaquera à vous. Merci de la perspective ! Nous nous tiendrons à distance respectueuse. Les Tribunaux n'ont jamais effrayé que les consciences timorées ou coupables.

Nous laisserons de côté l'Homœopathe; nous le laisserons débiter ses médicaments en paix, ce que les Tribunaux pourraient bien empêcher, s'il leur en prenait envie.

Quand le sol tremble sous les pieds, quand un système médical ou autre sent le terrain se dérober sous lui, il fait comme le banquier prêt à faillir, il joue son va-tout, et Dieu sait combien cela réussit souvent.

Mais il en est ainsi de la pauvre espèce humaine ; elle monte toujours au Capitole, sauf à descendre l'instant d'après la Roche-Tarpéienne.

Alors apparaissent journaux, pamphlets, congrès, avec tout ce que la *réclame* a de plus ostensible et de plus grossier : Entrez, Messieurs et Mesdames, vous allez voir, vous allez entendre............ et l'on entre.

Mais, ne nous y trompons pas ! La foule est toujours avide d'émotions, et cette foule qui se pressait au Congrès de Bordeaux n'allait au rendez-vous, que parce qu'elle comptait sur de grands éclats, et peut-être sur un peu de scandale. Mais l'Allopathie vous a donné là, Messieurs, une de ces leçons de convenance et de dignité médicale dont vous devriez faire votre profit pour l'avenir.

La science ne doit pas être discutée sur les tréteaux de la place publique.

***

Dans un avant-propos très bref, la brochure affirme la vérité hahnemannienne et là met au-dessus de toute discussion.

Quoi ! vous êtes en possession de la vérité et vous ne courez pas au-devant du fléau ! Le voilà qui décime nos plus belles cités, dépeuple nos campagnes, enlève des milliers de soldats à notre armée d'Orient ! Et vous restez ? Et devant cette immense hécatombe vous êtes muets ?....

Votre clientèle, direz-vous ! Votre famille ! Vos amis !.... *Salus populi suprema lex* !...... C'est vous qui le dites en tête de votre brochure.

Quant à nous, qui n'aimons ni les secrets de l'alcôve, ni les expériences à un, qui sommes aussi incrédules que saint Thomas, en matière de médecine surtout, qui ne croyons ni aux Somnabules, ni aux Magnétiseurs, ni aux Charlatans, nous vous dirons :

Mais rappelez-vous donc un peu Paris, Lyon, Genève, Naples. Là il y eut des expériences publiques et ces expériences furent négatives ! Il est vrai que les hôpitaux sont remplis de miasmes délétères qui neutralisent l'action des médicaments homœopathiques. Cette réponse en vaut bien une autre. Mais il m'est avis que les miasmes les plus délétères, pour votre doctrine, c'étaient ces yeux avides de voir, ces médecins et ces élèves qui, tous, demandaient des faits et ne voyaient rien venir.......

Montrez-vous donc, une fois de plus, dans cette arène où tant de fois déjà vous avez succombé. L'occasion est belle : *Salus populi , suprema lex !*

Pourtant, avouez-le, êtes-vous sûr de ce que vous avancez ? Ou bien voulez-vous simplement rassurer vos clients ? Soyez franc, il faut que le masque tombe !

Toute attaque à l'Homœopathie adulte restera sans réponse ! Nous vous connaissons, Monsieur, il n'était pas besoin d'une pareille déclaration.

Mais une réflexion à ce sujet : L'affirmation est le propre de l'enfance et de la jeunesse ; le doute et l'expérimentation sont les qualités de l'âge mûr ; et certes votre Homœopathie ne doute ni ne cherche.

Qu'on ne s'y méprenne pas, qu'on n'attende pas de nous un ouvrage de fond, car un livre tel que nous le comprenons ne s'improvise pas dans trois jours. Cette brochure n'a de l'intérêt que par son actualité. La polémique a des exigences auxquelles il faut sacrifier.

Plus tard, si l'Homœopathie vit encore dans ce département, nous essaierons de lui porter un de ces coups qui frappent au cœur toute doctrine ayant contre elle le bon sens, la logique et les faits *scientifiquement* interprétés.

Le Choléra est le triomphe de l'Homœopathie!

Voilà qui est clair, précis, net et carré.

Ah! vous croyez qu'une fois lancé sur le terrain du charlatanisme on s'arrête à moitié chemin? Vous croyez, perclus et rhumatisans qui attribuez vos cures à l'Homœopathie être le *nec plus ultrà* de cette médecine? Allons-donc, il lui fallait bien autre chose :

Les fièvres typhoïdes, les pnuemonies, les varioles c'est de la monnaie courante, c'est l'affaire de quelques globules.

Mais le *Choléra morbus*, le Choléra asiatique, le Choléra vrai, enfin, voilà l'être fantastique qu'il fallait arrêter, le géant qu'il fallait terrasser, et l'Homœopathie en était seule capable.

Ah! ma pauvre Allopathie, tu t'imaginais peut-être avoir guéri quelques cas de Choléra?....... Erreur! Parlez-moi de l'Homœopathie, partout et en tout temps! Avec cette médecine cet affreux Choléra n'est plus qu'une maladie très ordinaire.

Dans cent ans on fera, sur le Choléra, un conte pareil à celui de la Barbe-Bleue.

Qu'avez-vous peur de lui? Il y a des spécifiques pour chaque période, chaque heure a son médicament fixe.

Que viennent-ils nous dire, ces médecins de Londres? Qu'ils ont arrêté le Choléra au début? Que nous parlent-ils de visites préventives! L'Homœopathie affirme que vous êtes, Messieurs, des fripons ou des dupes.

Notre Thérapeutique n'a pas fait un pas depuis vingt-quatre ans. Nous n'avons que des remèdes incendiaires qui développent une réaction que nous ne savons ni maîtriser ni conduire. Témoin, la Thérapeutique de Broussais, à moins que celui-là aussi ne fût un Homœopathe.

Il est vrai que, quelques lignes plus bas, la brochure dit : « Nous avons supposé que vous étiez capables d'amener une réaction. » Cette supposition était nécessaire pour ajouter une injure à tant d'autres.

Suit une déclaration de M. Sirus-Pirondy, de Marseille, qui, certes, n'est pas allé bien loin dans l'énumération des moyens employés pour obtenir une réaction.... Et c'est avec raison que l'auteur s'écrie : « D'un côté doute, de l'autre affirmation ; et le public hésiterait ! »

Mais de plus fort en plus fort. On ne se contente pas d'enrôler le public sous sa bannière ! Voilà qu'on nous prend à la gorge, nous médecins, et que l'on nous dit : Vous donnez des remèdes qui développent sur l'homme sain un état pareil à celui de l'homme que vous voulez guérir. Vous donnez de la Quinine, du Mercure, vous êtes avec nous ! Vous donnez du Veratrum, de l'Ipécacuanha, de la Noix vomique dans le Choléra, c'est un vol que vous avez fait à la thérapeutique Homœopathique, que vous n'aurez jamais lu peut-être. Mais les Homœopathes n'y regardent pas de si près.

Vous avez beau leur crier : Ce que vous dites-là n'est pas prouvé du tout, c'est faux ! il n'y a pas le moindre rapport entre les effets provoqués par les médicaments et ceux provoqués par la maladie.

Hahnemann l'a dit ! Donc vous êtes avec nous ! exclament-ils de plus belle.

Voilà qui est fort, n'est-ce pas ? Et le moyen de lutter avec des gens qui vous ouvrent, à deux battants, la porte de leur maison ?.....

Ainsi, la brochure prend pour exemple M. Mandt, de Saint-Pétersbourg. Ce médecin donne à ces malades l'Arsenic, la Vératrine, le Phosphore, à la dose de 1/50 de grains par cinq minutes, par dix minutes, par demi-heure. L'auteur de la brochure appelle cela de l'*Homœopathie déguisée;* l'expression est heureuse, mais il y a là dessous quelque chose qui est l'opposé de la vérité..... Supposons qu'un malade de M. Mandt prenne cinq ou six doses et, certes, au train dont il y va, on doit souvent les dépasser; savez-vous que vous arrivez, en très-peu de temps, à un demi-centigramme d'arsenic ou de phosphore, et que, à dix doses, vous arrivez à un centigramme?

Si je ne me trompe j'appelle cela de la grosse Allopathie.

Je pourrais bien vous dire aussi : qu'avez-vous fait du traitement externe de M. Mandt, de son drap mouillé, de sa couverture de laine, de ses frictions au sel et à la glace? Moyens nécessaires, entendez-vous, et employés sur tous ses Cholériques, moyens à l'aide desquels il a eu des guérisons extrêmement remarquables. — Mais l'énumération de ces moyens ne fesait pas l'affaire de l'Homœopathie.

Ah! Monsieur, le moment est bien choisi pour attaquer un collègue de Saint-Petersbourg, cela peut être très patriotique, mais, la science ne connaît pas de frontières.

Quant aux triturations de M. Mandt, quoi de plus simple? Ne faisons-nous pas, nous aussi, porphyriser nos médicaments? et ce Médecin est fort heureux que vous ne lui fassiez pas dire autre chose. Je veux parler de ce *quid divinun* que possèdent seuls vos pilons et vos succussions.

Monsieur Mandt est un *voleur audacieux.* Il fallait cela pour relever ces quelques pages bien pauvres en vérité : Un gros mot ne nuit jamais dans la bouche d'un Homœopathe.

Non, mille fois non, le dosage de M. Mandt n'a aucun rapport avec le vôtre. Quant aux médicaments eux-mêmes, il ne faut avoir lu ni Hahnemann, ni les Homœopathes pour en connaître les propriétés.

Pauvre M. Mandt il peut bien dire lui aussi, je ne m'en doutais guère ; c'est trop d'honneur, Messieurs !

Ainsi M. Mandt vous avez beau vous débattre, dès aujourd'hui vous êtes un Homœopathe, *un grossier Homœopathe*, il est vrai, mais que dites-vous de ce tour de force ? Avouez que sur un certain terrain l'Allopathie n'est pas de force à lutter avec l'Homœopathie.

Il n'est pas jusqu'à ce pauvre M. Burk qui promène tranquillement en Europe, courant au devant du fléau, armé de ses batteries de cuisine, armes certainement bien innocentes ; hé bien ! lui aussi est un *misérable plagiaire !*

Que l'ombre de Hahnemann doit être heureuse ! on ne peut plus rien dire, rien faire à côté d'un malade ; Hahnemann a dit cela, Hahnemann a fait cela,

Je plains le pauvre diable qui vise à l'originalité, et certes, si quelqu'un a le droit d'être original, à coup sûr c'est le docteur Burk.

Oh ! que l'auteur de la brochure a bien raison de dire qu'il ne croyait pas inutile l'introduction mise en tête de son ouvrage ! Cette introduction est au contraire fort utile ; elle montre où conduit l'esprit de système, un jugement faux malgré un talent incontestable, elle nous montre enfin l'auteur sous un jour tout nouveau, je veux parler de l'art avec lequel il manie le paradoxe et comme il sait bien faire arriver l'eau à son moulin.

Je me garderai bien de lui enlever la joie qu'il éprouve de

voir ses adversaires vaincus par la force de la vérité hahnemannienne et rendre malgré eux hommage à cet homme
qu'ils insultent depuis cinquante ans, lui Hahnemann dont
le style est si doux, si fleuri, si français à l'égard de cette
VIEILLE, BÊTE, STUPIDE et SANGUINAIRE Allopathie dont la pos-
térité ne parlera QU'AVEC HORREUR et MÉPRIS.

***

Et maintenant que nous avons assez raillé, disons hautement et sincèrement ce que nous pensons de ce traitement
si drôlatique, inventé pour rassurer les poltrons et amuser
les enfants.

Voyons un peu :

Où et quand ce traitement a-t-il été essayé?

Car le ton affirmatif avec lequel il est donné, semble indiquer qu'on l'a déjà mis en pratique sur une grande échelle.

S'il a été employé, par qui? Quel est le nombre des morts
et des guérisons?

Je pourrais bien conclure de cette lacune, que ce traitement est un de ces petits travaux de cabinet, comme il
est si facile d'en concevoir.

M. Chargé me direz-vous? Ah! M. Chargé, de Marseille a
guéri tous ses Cholériques? M. Chargé est lui aussi en possession de cette fameuse vérité?

Et comment se fait-il que l'autorité fasse saisir tous les
Médicaments Homéœopathiques à Marseille, le théâtre de
ses exploits?

Parce que le Jury médical l'a proposé?........... — Mais
réfléchissez un instant. L'autorité est libre de ne pas saisir.
Et dans une circonstance pareille, admettez-vous que si les
faits énoncés sous la PROBITÉ de M. Chargé étaient vrais,
admettez-vous, dis-je, qu'on aurait fait une pareille chose?

Non! si M. Chargé avait guéri tous ses Cholériques, le public et l'autorité aurait laissé crier le Jury médical ; et d'ailleurs pensez-vous, que le Jury médical de Marseille soit uniquement composé de sots et d'aveugles?...

Et M. Chargé seul aurait arrangé aussi artistement et dans une seule épidémie tout ce traitement qui ne comporte pas moins de dix-huit spécifiques, non compris les dilutions et atténuations?

Vous expliquerez cela par le hasard, par l'intuition, ou par la science.

Il est vrai de dire à l'appui de M. Chargé, que M. le baron de Crèvecœur aurait guéri, sans le secours d'aucun Médecin, par le traitement Homœopathique, son domestique condamné à plusieurs reprises par son Médecin ordinaire ; notez cela, *condamné à plusieurs reprises* ; on nous accordera bien que le cas n'était pas grave.

Nous trouvons aussi dans la brochure de M. Castaing une lettre de M. Ignace Bruchon, lettre pleine d'onction et dans laquelle ce brave ecclésiastique s'évertue à détruire des bruits absurdes qui prennent leur source dans les salons de quelques Médecins Allopathes. Dans la même brochure se trouve une lettre de M. Montricher, ingénieur, de laquelle il résulte que le choléra a diminué d'intensité, après qu'on a eu organisé une ambulance aux mines qu'il dirigeait. Quoi de plus naturel?

Ne voilà-t-il pas des preuves bien convaincantes, à l'appui du traitement Homœopathique?

D'après M. Castaing, M. Chargé aurait perdu un seul malade, à la campagne encore, et ce malade est mort sans nul doute, tout juste au moment où M. Chargé allait le sauver.

Voyez pourtant !

Et c'est bien sérieusement que vous venez nous débiter de pareilles choses?

❧❦

Du Traitement homœopathique préservatif.

Depuis vingt-cinq ans l'Homœopathie possède des moyens effi-caces pour nous préserver du Choléra! (Nous ne nous en étions jamais douté). *Et depuis l'apparition du Choléra en Europe elle les offre à tous ceux qui ont foi en elle. Les succès obtenus dans trois épidémies successives ont consacré définitivement la puissance prophylactique des médicaments homœopathiques.*

Cependant, en 1849, l'auteur du petit livre faisait, il nous semble, un peu d'Homœopathie et il ignorait ce fait capital? il a soigné ses malades allopathiquement sans doute et n'a pas donné de globules préservatifs.

Il est vrai que l'Homœopathie n'était pas encore adulte, mais aujourd'hui elle peut user et abuser de toutes ses pré-rogatives.

Et dire que nous avons peur du Choléra lorsqu'il est si facile de l'éviter ! Mais nous vivons dans un singulier temps. Londres, Saint-Pétersbourg sont décimés par le Choléra; il y a des Homœopathes dans ces villes ; hé bien ! le croyez-vous? on s'y laisse mourir !...

En France même, à Marseille, malgré M. Chargé, malgré le zèle de M. le baron de Crèvecœur, on a laissé ce miséra-ble Choléra enlever des milliers d'individus !

O humanité! tu seras donc toujours aveugle devant les miracles de l'Homœopathie !...

Les médicaments prophylactiques sont au nombre de 4 : Camphora, Veratrum, Cuprum, Arsenicum. — Hahnemann

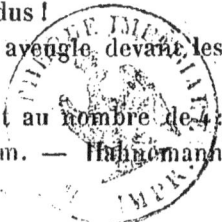

affirme que pas un seul cas de Choléra ne se déclara à Kœten grâce aux médicaments dont il avait pourvu tous ses habitants. Marienzeller a vu 150,000 individus faire usage des remèdes préservatifs et échapper presque tous aux atteintes du Choléra ; le docteur Jal et M. Chargé de Marseille affirment pareille chose.

Nous demanderons à MM. les Homœopathes si c'est aux globules homœopathiques que la ville de Lyon a dû d'être préservée du Choléra en 1832?... Quand on aura répondu à cette question, nous dirons ce que nous pensons de l'affirmation de Hahnemann et de la crédulité de Marienzeller.

(Suit le mode d'administration de gouttes et globules où il est recommandé de ne pas négliger les succussions).

Du Traitement curatif homœopathique.

Faire un tableau de fantaisie, créer des accidents imaginaires ; les désigner comme le Choléra au début (la 1re période enfin) ; annoncer de prétendus spécifiques et se donner le mérite d'enrayer ainsi le Choléra : Quoi de plus facile ?...

Qu'y a-t-il autre chose dans la page 18 de la brochure ?...

Ou encore produire un *choléra artificiel* (le mot est joli), comme cela serait arrivé au docteur Héring, le guérir à l'aide du café noir.

Sont-ils heureux ces Homœopathes !... Ils ont des Choléras naturels, des Choléras artificiels. Ne vous semble-t-il pas voir Robert Houdin ou Bosco jouant avec leurs gobelets ?

Enfin arrivent les accidents dépendants du tube intestinal :

La bouche est sèche et pâteuse......

Erreur !.......... : 97 fois sur 100 elle est froide, glacée et humide !...

Les matières fécales laissent déposer des flocons d'albumine....

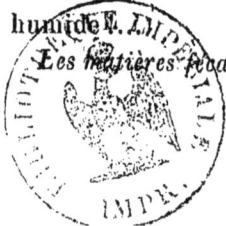

2

Autre erreur !........... : L'analyse chimique n'a pu constater de traces d'Albumine dans les matières fécales. C'est dans les urines qu'il faut la chercher.

C'est la Cholérine, dites-vous maintenant !... Mais que signifie cette manière de tracer une maladie ?

Et à cela on oppose acide phosphorique (6ᵉ dilution). La dose de ce médicament est de trois à six globules donnés à sec sur la langue. Comme c'est joli : *donnés à sec!*... Mais si la langue était gluante et pâteuse comme vous le dites, vos pauvres malades ne pourraient les avaler ; il faudrait donner sans doute quelques gouttes d'*aqua communis !*

Cette question intéresse l'humanité.

« S'il y a nausées, vomissements violents, selles rares, « il faut donner Ipeca à la troisième dilution ! » — Nous serions curieux de savoir ce que fait une troisième dilution d'Ipeca sur un homme sain ?...

Suit un tracé du Choléra grave :

Ici le médicament INCOMPARABLE ! ODRY n'aurait pas mieux dit c'est le : *Veratrum album !* Une goutte de la douzième dilution dans un verre d'eau !

A-t-on vu une goutte de la douzième dilution donner des symptômes pareils à ceux que vous annoncez : *Voix altérée, yeux caves, peau glacée, sueur visqueuse, vomissements incessants ?...*

Avez-vous expérimenté sur vous cette goutte à la douzième dilution ?... C'est bien le cas dire avec un docteur de vos amis :

« Je la boirai à mon déjeûner, je la boirai à mon dîner, « et certes je n'aurai pas l'air d'un Cholérique !... »

Et alors, je vous le demande, que devient cette vérité hahnemannienne dont vous êtes en possession ?...

Arrivent quelques accidents nerveux, vite Cuprum 12ᵉ dilution, que vous alternez avec Veratrum d'heure en heure,

car à eux deux ils couvrent tous les symptômes du Choléra à
cette période.

S'il y a anxiété, soit intense, douleur brûlante à la gorge :
Arsenicum 12e dilution !

Les Cacochymes épuisés par la souffrance auront recours
à Cecale Cornutum (sixième dilution). Je ne demanderai pas
qu'on expérimente ce remède sur un homme sain de peur
d'en faire un Cacochyme.

Arrivent les grands désordres : le Médecin Homœopathe
ne s'avoue pas vaincu ; je le crois bien.

*L'Innervation, la Circulation, la Calorification, les Sécré-
tions sont à peu près anéanties.* Le Médecin Homœopathe a
Camphora, Carbo vegetalis, Hydrocyane acidum, Digitalis.
Oui, la Digitale est le dernier remède opposé au Choléra
algide !

A l'état sain, votre cœur bat trop vivement, — Digitale ! il
ne bat plus, — Digitale, 6e et 30e dilution encore !

Voilà qui dépasse l'imagination ! Allez donc discuter avec
des gens qui sont de force à vous expliquer cela.

Arrive enfin cette réaction tant désirée, le plus souvent
naturelle, quelques fois en deçà des limites, quelques fois
exagérée.... Oh ! pour le coup, je proclame hautement que
cette dernière n'est pas due à l'action de remèdes incendiaires.

Dans ce cas, on administre une goutte Aconitum, 6e dilution, dans huit cuillerées d'eau, Bryonia, Rhus, Belladonna.

Mais l'état comateux se prononce, la tête se congestion-
ne, le malade est plongé dans un sommeil profond, Opium
6e atténuation, et cela pour le réveiller.

O Molière, Molière ! l'Opium réveille parce qu'il a une
vertu dormitive !

L'auteur de la brochure méprise les critiques sans conviction ; il est fort heureux pour nous d'en avoir une.

L'auteur ne relève que de Dieu et de sa conscience. Ce n'est pas nouveau. Quand le Diable se fit 'vieux il se fit Ermite. Quand à la conscience, Dieu n'a pas voulu que l'homme pût lire dans celle de son voisin.

S'il avait eu la permission de rééditer la brochure de M. Chargé, il n'aurait pas édité la sienne. Quelle modestie !

Si votre convalescence est trop longue, vous prendrez China, 6ᵉ dilution, et si les forces revenaient trop vite, si vous vous sentiez trop vigoureux, ne l'oubliez pas.

Dans vos règles générales, article quatrième, vous dites : « Les frictions et les moyens externes n'ont pas le pouvoir de ramener la châleur. »

Et c'est un Médecin qui dit cela !.... Eh bien ! nous avons vu l'urtication ramener la châleur avec plus de rapidité que n'auraient pu le faire toutes vos gouttes, et même que beaucoup de ces remèdes qualifiés par vous d'incendiaires.

A tout le bonheur promis dans ce petit livre, s'en ajoute un bien grand : — c'est de n'avoir presque [pas besoin de Médecin, à moins que ce ne soit pour s'assurer que les remèdes sortent d'une *Pharmacie ayant donné des gages à l'Homœopathie* ; ce qui doit remplacer l'analyse chimique employée par les Allopathes.

Voilà pourtant un système qui vit sur la confiance aux Apothicaires, absolument comme une société foncière sur le crédit.

Un mot avant de finir cette Réfutation.

Il n'y a donc rien de sérieux dans l'Homœopathie? me direz-vous.

Non ! L'Homœopathie, telle que l'entend Hahnemann, telle qu'elle doit être pratiquée, est un mensonge et une chimère.

Il y a dans l'Homœopathie deux choses bien distinctes : La recherche des spécifiques, la dynamisation des médicaments.

La recherche des spécifiques est une très belle chose en théorie; en fait, elle est impossible. Les symptômes ne s'individualisent pas assez. L'homme est un être trop parfait; les sympathies qui unissent tous les organes sont trop intimes !

La Dynamisation qu'on a l'air de vouloir reléguer au second rang, dans le petit livre en question, fait partie intégrante de l'Homœopathie, telle que la veut Hahnemann.

Pour nous, la Dynamisation des médicaments est le comble du charlatanisme et de la déraison.

L'indignation entraînerait peut-être notre plume trop loin. Si ce n'était cette crainte, nous dirions bien pourquoi on fait de l'Homœopathie. Nous dirions comment elle est pratiquée dans quelques grandes villes. Nous dirions ce que sont et ce qu'étaient la plupart de ces Homœopathes aujourd'hui en grand renom. Nous dirions comment se sont terminées certaines discussions que nous avons eues avec quelques fervents de ce système.

Auri sacra fames !

s'écriait le poète.

Mais qu'il me suffise de dire :

Si l'Homœopathie et une vérité, l'Allopathie est un mensonge.

Si l'Homœopathie est une vérité, pourquoi fait-on de l'Allopathie ? Pourquoi des sangsues à M. M....., à Mᵐᵉ G......? Pourquoi des vésicatoires, pourquoi des lochs kermetisés à à M. N ? Pourquoi du sulfalte de cuivre à dose allopathique au jeune X ?

Serait-ce, comme le disent quelques-uns, parce que les spécifiques ne sont pas tous trouvés ? Mais vous avez déclaré l'Homœopathie adulte et partant dans sa toute-puissance.

Pourquoi venez-vous donc emprunter à cette Allopathie, que vous accablez de vos sarcasmes et de votre mépris ?

De quel nom faut-il décorer un pareil procédé ?

Quelques mots sur le traitement Allopathique du Choléra.

Aurons-nous le Choléra? Docteur. Telle est la question adressée invariablement à tout Médecin qui s'aventure en ville ou chez ses clients.

A cette question ainsi nettement formulée; que ré--pondre?

Il y a deux mois nous vivions tranquilles sur nos antécédents. En 1832 le Choléra ne nous aborda même pas. En 1849 il nous effleura à peine.

Il y a quelques jours les Cholérines étaient devenues fréquentes à la ville; on prononça même le mot de Choléra, mais à voix basse ; Il y en a eu en effet trois ou quatre cas.

Aujourd'hui les Cholérines ont presque entièrement déserté la ville pour la campagne. Les enfants ont payé un tribut considérable à cette épidémie.

Aussi sommes-nous fort embarrassés sur la question de savoir si nous aurons oui ou non le Choléra.

La marche de cette épidémie est si bizarre que personne ne songe plus, que je sache, à lui tracer une route à l'avance. Hier il suivait le courant des grands fleuves, aujourd'hui il les déserte ; il frappe impitoyablement à droite et à gauche, sur les plus petits hameaux, comme sur les grandes villes.

Dans une occurrence pareille, il faut envisager tranquillement l'avenir, et espérer que nous serons plus heureux que d'autres cités.

Rarement le Choléra envahit d'emblée une localité, sans être précédé de signes avant-coureurs. Aussi, la prudence veut-elle, que les plus légers dérangements dans la santé soient considérés comme un indice probable de l'imminence de la maladie.

Lorsque le Choléra règne épidémiquement il est peu de personnes qui n'éprouvent quelques malaises. Il faut observer alors strictement les lois de l'Hygiène. Il faut éviter les veilles et les excès de tous genres. La continence est de rigueur. L'alimentation sera saine, mais pas trop abondante; les viandes rôties et les vins vieux de Bordeaux et de Bourgogne sont recommandés. Le régime végétal ne doit pas être absolument proscrit, comme l'ont conseillé quelques Médecins. Une légère infusion de Thé, de Camomille après le repas, un peu de café ne peuvent que favoriser la digestion.

Les personnes qui éprouvent des malaises après le repas se trouveront bien de prendre quelques pastilles de Menthe, de mâcher quelques parcelles de Rhubarbe ou de Quinquina, et d'avaler leur salive. Si ces malaises persistent il faudrait les mâcher à jeun.

L'usage de flanelle sur la peau est une très bonne chose.

Le calme et la sérénité de l'âme sont un des meilleurs moyens de résister à l'influence épidémique, tandis que la terreur engendre des malaises généraux et partiels et dispose même à des accidents plus graves. Tel est le résumé des conseils donnés par la revue de Thérapeutique médico-chirurgicale.

On aura soin de tenir les appartements bien aérés; on évitera de laisser les matières organiques au grand air. On éloignera des habitations tout ce qui peut vicier l'atmosphère.

Le Choléra, dit M. Jule Guerin de l'Académie de médecine, a constamment une période d'incubation, consistant dans quelques symptômes généraux et notamment dans la diarrhée *prémonitoire*, qui existe quatre-vingt-quinze fois sur cent, tandis que les cinq autres fois il n'existe que des accidents nerveux.

L'Allopathie, quoiqu'en dise M. Andrieu, d'Agen, quoi qu'en disent les Homœopathes de Marseille et autres, prévient presque toujours d'une manière certaine, l'explosion du Choléra, en traitant ces prodromes, soit par un émeto-cathartique, soit par l'eau de Sedlitz toute seule, suivant les indications.

On comprend que ce n'est pas ici le lieu d'écrire un traitement complet sur le Choléra.

Indiquer les premiers soins à donner aux malades, en attendant qu'un Médecin soit appelé, tel est notre but.

Supposons un individu, pris subitement de coliques plus ou moins vives, accompagnées de vomissements et d'un peu de diarrhée; on administrera immédiatement une tasse d'une infusion de Thé, à laquelle on ajoutera de huit à dix gouttes de Laudanum de Sydhenam. Si les coliques ne cèdent pas rapidement, on donnera un demi-lavement laudanisé, (dix à quinze gouttes.)

On renouvellera le même traitement une ou deux heures après, si les accidents persistent.

On enveloppe le malade de couvertures de laine pour amener une douce moiteur. S'il y avait sensation de froid aux extrémités, on entourerait ces parties de bouteilles de grès pleines d'eau chaude.

Les accidents deviennent plus sérieux, les vomissements redoublent, les crampes se manifestent au creux épigastrique et aux membres; la parole devient embarrassée: appliquer des sinapismes aux extrémités; administrer la potion suivante:

Ether sulfurique......	6 à 8	grammes
Laudanum de sydhenam	2 à 3	—
Eau de menthe........	90	—
Sirop diacode.........	40	—

à prendre par cuillerées à bouche, deux coup sur coup, puis les quatre autres premières de quart d'heure en quart d'heure, et les quatre suivantes de demi-heure en demi-heure.

L'effet constant de ce médicament est, ajoute M. Beauregard, auquel nous empruntons ce traitement, d'arrêter dès la seconde, troisième ou quatrième cuillerée, les vomissements et les selles séreuses, de suspendre les crampes et les douleurs de bas-ventre.

La continuation de ce remède, aidée de moyens que nous énumérerons plus bas, ramène promptement la chaleur au tronc, puis aux membres. M. Beauregard a recours également à des moyens qu'il appelle accessoires et qui consistent en des infusions chaudes de Thé et de Menthe poivrée. Il fait envelopper ses Choleriques dans des couvertures de laine entourées de bouteilles de grès pleines d'eau bouillante ; il applique sur le ventre des cataplasmes vinaigrés ; les crampes, en attendant l'action de la potion, sont traitées par des frictions sèches, faites sans découvrir le malade.

Quand, après la cessation des selles et des vomissements, M. Beauregard aperçoit quelques symptômes bien prononcés de réaction, tels que le retour du pouls radial, la chaleur de la langue, avec disparition du froid Cholérique et de la Cyanore, il remplace la potion précédente par :

Ether sulfurique............ 3 grammes
Sirop diacode................ 30   —
Vin de quinquina............ 100   —
une cuillerée d'heure en heure.

On met le malade dans un lit bien chaud, on fait entretenir de l'eau chaude aux pieds.

Comme la soif est souvent ardente, il remplace le Thé par la Limonade gommée suivante :

Acide tartrique................	6 grammes	
Gomme pulvérisée............	20	—
Sucre............................	80	—
Extrait de quinquina.........	0	— 25

que l'on met dans un pot d'eau bouillante. On fait boire chaud d'abord, puis tiède, puis froid.

Nous avons donné ce traitement, sans vouloir l'imposer d'une manière absolue, mais, il nous a paru rationnel, à la portée de tout le monde! Nous lui devons même un succès bien remarquable.

Restent les traitements prétendus spécifiques : les alcooliques, les purgatifs, les vomitifs, les excitants du système nerveux, les injections de médicaments par les veines ; médications qui ne peuvent être dirigées que par un Médecin habile.

D'ailleurs, c'est à l'homme de l'art qu'il appartient d'employer telle ou telle médication, suivant les symptômes prédominants.

Mais ce qu'il ne faut jamais perdre de vue en traitant des Cholériques, et ce que l'auteur de la brochure a complétement omis, et c'est à notre avis une grande lacune : *c'est que l'absorption se fait très difficilement chez les Cholériques, qu'elle est à peu près nulle à la période algide;* aussi les moyens externes ne doivent-il pas être négligés.

Les moyens ordinaires sont : les sinapismes, les vésicatoires au creux épigastrique, les frictions thérébentinées, les frictions avec des brosses.

Mais il est un moyen plus puissant, plus actif et qui a eu des succès remarquables. M. le docteur Belloc est le premier qui, en 1832, à Valenciennes, le mit à exécution. Nous voulons parler de l'URTICATION. Ce procédé se recommande par la rapidité surprenante avec laquelle il agit. Ce moyen est à la portée de tout le monde, il est exempt de tout inconvénient; son effet est passager, on peut y revenir plusieurs fois sans être exposé aux accidents inhérents aux sinapismes et aux frictions rubéfiantes.

Il fallait que les expériences de M. Duchaussoy fussent complétement inconnues à l'auteur du petit livre, pour avoir rejeté le traitement externe, dans une affection où les remèdes ne peuvent être assimilés au moins à une certaine période.

Il est vrai que la physiologie pourrait avoir fait une exception en faveur des remèdes Homœopatiques.

Nous soumettons cette question à l'habile M. Duchaussoy.

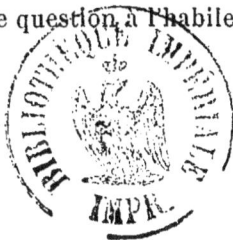

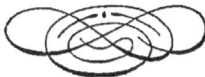

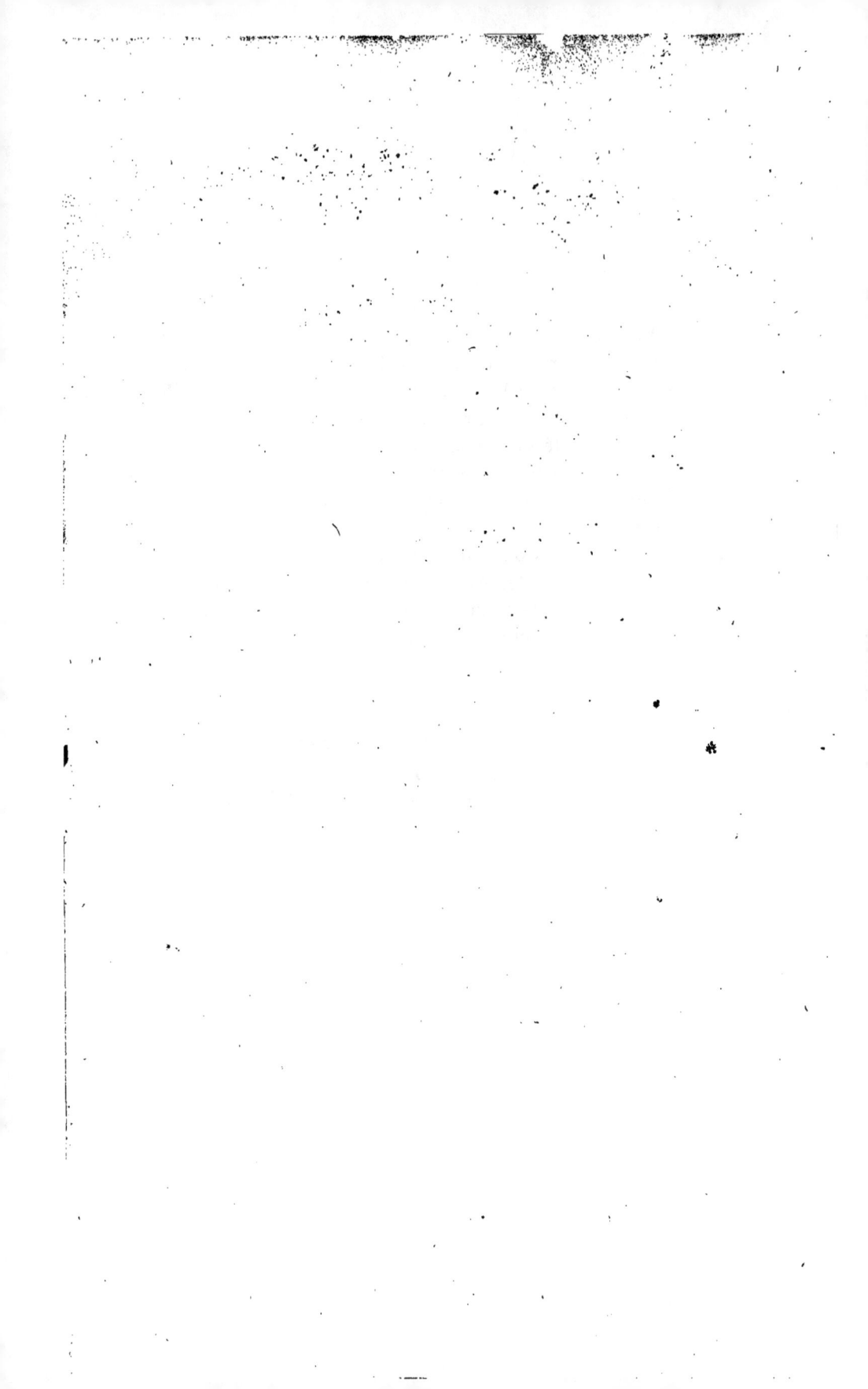

www.ingramcontent.com/pod-product-compliance
Lightning Source LLC
Chambersburg PA
CBHW060512200326
41520CB00017B/5004